I0776633

Stoffwechsel beschleunigen

Iss was du willst

Inhaltsverzeichnis

Einleitung

Jeder hat einen, doch kaum einer redet darüber: Stoffwechsel. Ohne ihn wären wir nicht lebensfähig. Unser Körper würde nicht funktionieren, er würde schlichtweg "stillstehen". Ein gut funktionierender Stoffwechsel ist die Grundvoraussetzung für ein gesundes Leben und doch wissen die wenigsten Menschen, wie er funktioniert und was er genau tut, dieser Stoffwechsel. Verständlich, denn es ist ein komplexes Thema, an das man sich zunächst einmal heranwagen muss - doch es lohnt sich. In diesem Buch findest du eine vereinfachte Erklärung des menschlichen Stoffwechsels und erfährst mehr über Nährstoffe, Stoffwechseltypen und Möglichkeiten, den eigenen Stoffwechsel anzuregen. Außerdem erwarten dich 15 leckere Rezepte zum ausprobieren und genießen.

Kapitel 1: Wie funktioniert unser Stoffwechsel?

Grundsätzlich sorgt der Stoffwechsel, auch Metabolismus genannt, dafür, dass die Nährstoffe, die wir durch Nahrungsmittel zu uns nehmen, dort ankommen, wo sie gebraucht werden und zwar in der Form, in der sie gebraucht werden. Außerdem ist der Stoffwechsel zuständig für die Ausscheidung von Gift- und Abfallstoffen. Die Aufnahme und Verwertung, sowie der Abbau von Stoffen in unserem Körper erfordert komplexe chemische Reaktionen. Um an Energie aus aufgenommener Nahrung zu kommen, muss diese zunächst zerlegt werden. Dieser Prozess wird "Katabolismus" (oder Energiestoffwechsel) genannt. Die Nutzung von Stoffen für die Entstehung neuer Zellen nennt man "Anabolismus" (oder Baustoffwechsel). Jede Zelle des menschlichen Körpers benötigt bestimmte Nährstoffe, um aufrechterhalten zu werden - somit wirkt sich der Stoffwechsel auf den kompletten Organismus aus. Damit die zahlreichen Stoffwechselprozesse reibungslos ablaufen können, sind Enzyme und Hormone essentiell notwendig, so z.B.

Insulin und Adrenalin. Verschiedene Nährstoffe werden unterschiedlich verstoffwechselt und wirken sich dementsprechend unterschiedlich auf den Körper aus.

- Kohlenhydrate: Energie aus Kohlenhydraten zu gewinnen, ist für den Körper harte Arbeit. Im ersten Schritt werden Mehrfachzucker (z.B. Stärke) zu Einfachzucker (z.B. Glucose) zerlegt. Erst anschließend kann die Glucose in die Zellen transportiert werden, wo sie entweder in Energie verwandelt oder als Reserve in sogenannten Glycogenketten gespeichert wird.

- Eiweiße: Konsumierte Eiweiße werden im Körper zu wichtigen Aminosäuren zerkleinert, unter anderem zu essentiellen Aminosäuren, die der Körper nicht selbst herstellen kann. Diese sind beispielsweise für die Wundheilung unverzichtbar.

- Fett: Fette werden im Körper zu Glycerin und Fettsäuren gespalten, die wichtig für den Energiespeicher des Körpers sind. Außerdem fungieren sie als Schutz der Zellmembranen und "polstern" z.B. die inneren Organe ab.

Des Weiteren sind sie unabkömmlich für die Erhaltung des Nervensystems und fungieren als Lösungsmittel für fettlösliche Stoffe.

- Ballaststoffe: Bei Ballaststoffen handelt es sich um Faserstoffe, die der Körper an sich nicht verwerten kann. Sie kommen vor allem in pflanzlichen Nahrungsmitteln vor und werden in wasserlösliche und wasserunlösliche Ballaststoffe unterteilt. Wasserlösliche Ballaststoffe werden langsamer verdaut und sorgen somit für ein anhaltendes Sättigungsgefühl.

- Vitamine: Vitamine stärken allgemeinbekannt das Immunsystem. Abgesehen davon sind Vitamine wichtig für den Aufbau von Zellen, Knochen, Zähnen und Blutkörperchen. Des Weiteren spielen sie eine maßgebliche Rolle bei der Regulation der Verwertung von Kohlenhydraten, Proteinen und Mineralstoffen.

- Mineralstoffe: Zu den Mineralstoffen zählen z.B. Magnesium, Eisen und Calcium. Diese Stoffe - darunter viele Spurenelemente, die Bestandteil wichtiger Enzyme sind - können vom Körper nicht selbst hergestellt, müssen also zugeführt, werden. Sie dienen zur Regulation des körpereigenen Wasserhaushalts, sowie der Muskeltätigkeit und sind für einen funktionierenden Stoffwechsel unerlässlich.

Verschiedene Stoffwechseltypen

Der Stoffwechsel mit seinen zahlreichen Prozessen läuft nicht bei allen Menschen gleich, beziehungsweise vor allem nicht gleich schnell, ab. Die Gewohnheiten und der Körperbau eines jeden Menschen beeinflussen seinen Stoffwechsel. Strenge Diäten über eine längere Zeitspanne können den Stoffwechsel beispielsweise nachhaltig stören. Die Gene und körperliche Vorbelastungen, wie z.B. eine Über- oder Unterfunktion der Schilddrüse oder Diabetes, spielen natürlich auch eine Rolle. Außerdem wirkt sich Geschlecht, Körpergröße und Alter auf den Stoffwechsel aus. Frauen und ältere Menschen haben so z.B. tendenziell einen langsameren Stoffwechsel als junge Männer. Grundsätzlich wird aber zwischen drei Stoffwechseltypen unterschieden:

- Der **ektomorphe** Typ kann vergleichsweise viel Nahrung aufnehmen, ohne dass Fettreserven angelegt werden. Im Umkehrschluss fällt es ihm aber auch eher schwer, Muskeln aufzubauen

- Der **endomorphe** Typ muss dagegen stark auf eine begrenzte Kalorienzufuhr achten, um einen gesunden Körperfettanteil einzuhalten.

- Der **mesomorphe** Typ schafft es, zügig Muskelmasse aufzubauen und zu erhalten, ohne Fettreserven anzulegen.

Der mesomorphe Typ ist allerdings eher selten. Die Stoffwechsel der meisten Menschen gehören zu Mischformen. Somit muss der Großteil der Menschen auf seine Ernährung achten und sich mit seinem Stoffwechsel auseinandersetzen, um langfristig schlank und gesund zu bleiben.

Vorteile eines beschleunigten Stoffwechsels

träger Stoffwechsel kann dazu führen, dass wir uns schlapp, müde und unwohl fühlen, an Gewicht zulegen oder uns sehr schwer tun, bereits angesammelte Fettreserven wieder loszuwerden. Wer seinen Stoffwechsel anregt, sorgt dafür, dass sein kompletter Organismus effizienter versorgt und Kalorien schneller verbrannt werden. Durch einen beschleunigten Stoffwechsel kann also der Grundumsatz (die Menge an Kalorien, die der Körper rein dadurch verbraucht, sich selbst am Laufen zu halten) steigen. Abfallstoffe werden schneller abgeführt und Fettreserven setzen sich weniger leicht fest. Unabhängig davon, welchem Typ dein Stoffwechsel entspricht, kannst du ihn zu einem großen Teil selbst beeinflussen und beschleunigen. Wie das geht erfährst du im nächsten Kapitel

Kapitel 2: Den Stoffwechsel beschleunigen

Du kannst deinen Stoffwechsel schon durch kleine Veränderungen in deinem Tagesablauf und deiner Ernährung anregen. Wie genau das geht, erfährst du in diesem Kapitel.

Mit Wasser

Eine ausreichende Zufuhr von Wasser unterstützt die Verdauung und erhöht den Grundumsatz. Die DGE (Deutsche Gesellschaft für Ernährung) empfiehlt, mindestens 1,5 Liter Wasser pro Tag durch Getränke zu sich zu nehmen. Getränke, die Zucker enthalten, sollten vermieden werden, denn sie führen zu einem Anstieg des Insulinspiegels und haben zudem Kalorien. Doch auch kalorienreduzierte Getränke, die häufig Zuckeraustauschstoffe enthalten, sind kontraproduktiv, da sie dem Körper eine Energielieferung signalisieren, die dann nicht eintritt. Dadurch werden Heißhungerattacken begünstigt. Ein Glas Wasser vor jeder Mahlzeit kann helfen, weniger zu essen.

Denn auch Wasser erzeugt im Magen ein gewisses Sättigungsgefühl. Außerdem wird Hunger oft mit Durst verwechselt - es gilt also: erst trinken, dann essen. Kaltes Wasser erhöht den Grundumsatz zusätzlich, da der Körper Energie verbraucht, um das Wasser der Körpertemperatur anzugleichen.

Mit Sport

Bewegung verbraucht Energie und ist somit ein ausschlaggebender Aspekt, wenn es darum geht, Gewicht zu verlieren oder schlank zu bleiben. Verschiedene Arten von Sport und die Intensität, in der diese betrieben werden, wirken sich außerdem unterschiedlich aus. Wir unterscheiden hier zwischen drei Arten:

- Bewegung im Alltag: Nicht jeder ist zum Leistungssportler geboren und findet Spaß an oder Erfüllung im intensiven Training. Trotzdem gehört ein gewisses Maß an Bewegung zur Gesunderhaltung des Körpers dazu. Mehr Bewegung in den Alltag zu integrieren ist Gewohnheitssache und eigentlich ganz leicht. Rufe dir deinen Tagesablauf ins Gedächtnis und überlege, wo du etwas Bewegung unterbringen könntest. Ein guter Anfang ist es, generell die Treppe, anstatt Rolltreppen oder Aufzüge zu nehmen, wann immer sich die Möglichkeit bietet. Abgesehen davon könntest du beispielsweise auf dem Weg zur Arbeit oder von dort nach Hause eine Station früher aus der Bahn aussteigen oder etwas weiter weg parken und den Rest zu Fuß gehen. Befinden sich Einkaufsmöglichkeiten in deiner Nähe? Dann nutze diese Gegebenheiten, indem du kleinere Einkäufe mit dem Fahrrad erledigst. Vielleicht findest du außerdem Zeit, nach dem Mittag- oder Abendessen einen kurzen Verdauungsspaziergang einzulegen - schon 20 Minuten täglich können große Veränderungen bewirken.

- Krafttraining: Krafttraining ist eine gute Methode, um den Grundumsatz langfristig zu erhöhen. Denn dieser steigt mit der Muskelmasse des Körpers, da Muskeln - im Gegensatz zu Fett - auch im ruhenden Zustand Energie verbrauchen. Je effektiver die Muskeln trainiert werden, desto höher steigt der Grundumsatz. Des Weiteren ist Krafttraining oft die Voraussetzung, um später mit gesundem Ausdauertraining beginnen zu können. Denn wer lange nichts für die persönliche Fitness getan hat, wird ganz ohne Krafttraining schnell an seine Grenzen stoßen. Besonders intensiv lässt sich Krafttraining im Fitnessstudio (zu Beginn unbedingt mit professioneller Anleitung) ausüben. Aber auch für Zuhause gibt es zahlreiche Übungen, die dir dabei helfen, Muskeln aufzubauen. Dabei ist es wichtig, den ganzen Körper zu trainieren, anstatt sich nur auf einzelne Muskelgruppen, wie z.B. Arme und Schultern, zu konzentrieren. Der Fokus sollte auf die großen Muskelgruppen - Bauch, Oberschenkel, Rücken und Po - gerichtet sein, da diese am meisten Fett verbrennen. Beliebte Übungen für Zuhause, die du ganz ohne Zubehör durchführen kannst, sind z.B.: Kniebeugen/"Squats", Unterarmstütz/"Plank", Liegestützen, Sit-Ups, und tiefe Ausfallschritte. Etwas zusätzliches Gewicht, z.B. in Form kleiner Hanteln, machen das Training intensiver - für den Anfang kannst du ganz einfach zwei große Wasserflaschen verwenden. Verschiedenes Zubehör, wie trainingsgeeignete Gummibänder, ist oft günstig in der Anschaffung und bringt Abwechslung ins Training im "Heimstudio".

- Ausdauertraining: Ausdauertraining ist die ideale Ergänzung zum Krafttraining und verbrennt je nach Sportart massig Kalorien. Ob Schwimmen, Radfahren, Joggen, Walken oder Inlineskaten - es gibt viele Möglichkeiten, Ausdauer und Kondition zu trainieren. Für mehr Motivation kann es gut sein, sich einem Verein anzuschließen und im Team Sport zu machen, beispielsweise beim Fußball, Tennis oder Handball. Wichtig ist, dass du langsam anfängst und nicht von "Null auf Hundert" gehst - so wirst du zügig und stetig Fortschritte machen.

Wie viel und welchen Sport du letztendlich machen möchtest, liegt ganz bei dir. Am positivsten auf Stoffwechsel und Gewichtsverlust wirkt sich erwiesenermaßen eine Kombination aus Kraft- und Ausdauertraining aus, da der sogenannte "Nachbrenneffekt" hierbei am stärksten ist. Beim Nachbrenneffekt handelt es sich um einen Effekt, der dafür sorgt, dass auch für eine bestimmte Zeit nach Beendigung der Trainingseinheit noch Fett verbrannt wird.

Diesbezüglich ist momentan das "HIIT" (High-Intensity Interval Training) sehr beliebt, bei dem in kurzen Intervallen mit hoher Intensität trainiert wird. Tipp: Trainiere wann immer es möglich ist an der frischen Luft - denn Sauerstoff regt den Stoffwechsel zusätzlich an.

Mit Schlaf

Erholsamer Schlaf in ausreichendem Maße wirkt sich nachweislich positiv auf den Stoffwechsel aus. Vor allem ein ununterbrochener Tiefschlaf in den ersten 3 Stunden des Schlafes ist hier ausschlaggebend. Besonders im Zusammenhang mit Sport dient der Schlaf einem weiteren wichtigen Zweck, denn im Schlaf regenerieren sich die Muskeln. Ein geregelter Schlafrhythmus kann die Schlafqualität nachhaltig deutlich verbessern. Wie viel Schlaf genau der Mensch braucht, hängt vom Individuum und den Anforderungen, denen es täglich ausgesetzt ist, ab. Ein genereller Richtwert sind 6-9 Stunden. Wie viel Schlaf du benötigst, kannst du selbst am besten herausfinden. Probiere dazu einfach ein Bisschen herum: wie fühlst du dich nach 6 Stunden Schlaf? Wie nach 9?

Wenn du weißt, wie viel Schlaf du brauchst, geht es darum, diesen auch zu bekommen. Achte darauf, frühzeitig ins Bett zu gehen und deine Aktivität schon in der Stunde davor zu reduzieren - ruhige Tätigkeiten, wie Lesen, stimmen dich auf die baldige Bettruhe ein und beruhigen Körper und Geist. Versuche außerdem, spätestens zwei Stunden vor dem Zubettgehen zu Abend zu essen. So entsteht eine längere natürliche "Fastenzeit" über die Nacht, was den gesamten Organismus entlastet und sich positiv auf den Stoffwechsel auswirken kann.

Mit ausgewählten Nahrungsmitteln

Die Ernährung spielt natürlich eine maßgebliche Rolle, wenn es um den Stoffwechsel geht - denn beides ist untrennbar miteinander verknüpft. Vor allem die aufgenommenen Nährstoffe und deren Kombination wirken sich aus. Es gibt einige Nahrungsmittel, die besonders gut dafür geeignet sind, den Stoffwechsel zu unterstützen - quasi kleine "Stoffwechsel-Wunderwaffen", die es sich lohnt, in die Ernährung zu integrieren. Im Folgenden findest du eine Liste einiger dieser besonders geeigneten Nahrungsmittel.

- Avocado: Die Avocado enthält viele wertvolle Nährstoffe, so z.B. verschiedene Vitamine (Vitamin B5/6/9, K und C), sowie Mineralien (Eisen, Kalium, Magnesium und Phosphor). Das enthaltene L-Carnitin regt den Stoffwechsel an, während der hohe Ballaststoffanteil die Verdauung fördert.
- Apfel: "An apple a day keeps the doctor away." - dieses Sprichwort hält sich zurecht auch im heutigen Sprachgebrauch, denn Äpfel haben antioxidative Eigenschaften. Das Pektin im Apfel ist außerdem geeignet, um den Stoffwechsel anzuregen.
- Brokkoli: Das kalorienarme Gemüse enthält viele Ballaststoffe, sowie Vitamine (A, C und K) und Mineralien (u.a. Calcium, Eisen, Magnesium und Zink). Besonders die Kombination aus Calcium und Vitamin C ist verantwortlich für die positive Wirkung, die Brokkoli auf den Stoffwechsel hat.
- Chili: Mit Chili kannst du deinem Stoffwechsel so richtig "einheizen". Zudem sind Chilischoten gute Mineralstoffquellen, da sie reich an

Eisen, Kalium, Magnesium und Mangan sind.

- Ei: Im Eiklar sind Aminosäuren enthalten, die den Stoffwechsel anregen. Vitamin B2 optimiert die Energiegewinnung, während die vielen Proteine für den Aufbau und Erhalt von Muskeln und Gewebe verwendet werden.
- Erdbeeren: Erdbeeren sind wahre Nährstoffbomben. Sie enthalten zahlreiche Vitamine (u.a. A, B1/2/3/6, C und K) und Antioxidantien. Die Samen sind sehr ballaststoffreich und unterstützen den Stoffwechsel zusätzlich zu den B-Vitaminen.
- Flohsamen: Die ballaststoffreichen Flohsamen quellen auf und binden große Mengen an Wasser. Sie reinigen den Darm und unterstützen die Verdauung. *Tipp: Konsumiere jeden Morgen einen Löffel Flohsamen in Kombination mit einem Glas Wasser auf leeren Magen.*
- Grapefruit: Grapefruit ist reich an Vitamin C und Kalium, unterstützt den Körper dabei, Giftstoffe auszuscheiden und ein stabiles Immunsystem aufzubauen. Außerdem ist auch hier Pektin enthalten. *Achtung: Es gibt Medikamente, deren Wirkung beim*

Konsum von Grapefruit abgeschwächt wir. Dazu gehören beispielsweise einige Antiallergika, Betablocker und Antibiotika.

- Grüner Tee: Die sekundären Pflanzenstoffe Catechin und Polyphenol, die in grünem Tee zu finden sind, regen den Stoffwechsel an. Des Weiteren ist grüner Tee bei null Kalorien reich an Vitaminen (A, B, C und E), Antioxidantien und Mangan. Besonders interessant für einen gewünschten Gewichtsverlust: grünem Tee wird eine appetithemmende Wirkung nachgesagt.
- Gurken: Gurken bestehen fast ausschließlich, nämlich zu ca. 95%, aus Wasser und enthalten alkalische Mineralien, die den pH-Haushalt ausbalancieren. Der hohe Wasseranteil in Kombination mit den Vitaminen A und C fördert den Abtransport von Giftstoffen im Körper.
- Haferflocken: Haferflocken sind kalorienreich, erhöhen aber die Stoffwechselrate und somit den Grundumsatz. Die vielen Ballaststoffe fördern die Verdauung. Außerdem sind zahlreiche Vitamine (B1/5/6 und E) und Mineralien (Kalium, Magnesium und Phosphor) enthalten. Ein weiterer

Pluspunkt: sie sättigen nachhaltig und können Heißhungerattacken vorbeugen.

- Ingwer: Ingwer in kleinen Mengen sorgt für einen regelrechten "Stoffwechsel-Boost" und kann den Stoffwechsel kurzfristig um bis zu 20% beschleunigen. Ganz nebenbei wirkt Ingwer außerdem antibakteriell und entzündungshemmend. Aber Vorsicht: in großen Mengen kann die Wirkung ins Negative umschlagen, da der Ingwer dann Verdauungsstörungen begünstigen kann. *Tipp: Gib Ingwer mit Zitronensaft und optional etwas Honig in deinen Lieblingstee.*
- Kaffee: Kaffee enthält Antioxidantien und erhöht die Stoffwechselrate kurzfristig stark. Trotzdem sollte Kaffee wegen des hohen Koffeingehalts nur in Maßen konsumiert werden.
- Kokosöl/-fett: Kokosöl enthält mittelkettige Fettsäuren, die sofort zu Energie "verstoffwechselt" werden können und nicht in Fettreserven angelegt werden. Außerdem wird ihm ein appetithemmender Effekt nachgesagt.
- Knoblauch: Knoblauch ist nicht nur geschmacklich, sondern auch gesundheitlich stark. Er enthält die

Vitamine B6 und C, sowie zahlreiche Mineralstoffe (u.a. Eisen, Calcium und Kupfer), beschleunigt den Stoffwechsel, regt die Fettverbrennung an und kann zu einem ebenmäßigen Hautbild beitragen.

- Mandel: Bei der Mandel sind es vor allem die Fettsäuren, die den Stoffwechsel ankurbeln. Zudem erhöht Phosphor die Stoffwechselrate, während Antioxidantien den Giftstoffabbau fördern.
- Salat: Fast alle Salatarten, darunter Kopfsalat und Eisbergsalat, enthalten viele Ballaststoffe, sowie die Vitamine B1/2 und C.
- Spargel: Spargel ist reich an Ballaststoffen, Vitaminen (A, C, E und K) und Mineralien (Kalium, Calcium und Phosphor). Außerdem enthält er von Natur aus Stoffe, die die Verdauung anregen und bei der Ausscheidung von Abfallstoffen im Körper helfen.
- Tomaten: Kaum Kalorien, dafür starke antioxidative Eigenschaften und eine Menge Vitamin A für ein stabiles Immunsystem - die Tomate ist ein gesunder Allrounder, der sich vielseitig in die Ernährung einbauen lässt.

- Weintrauben: Mangan und Jod kurbeln in Kombination mit den enthaltenen Fruchtsäuren die Fettverbrennung und den Zellstoffwechsel an. Die Fruchtsäuren verleihen der Weintraube außerdem eine entschlackende Wirkung.
- Zitrone: Zitrone entgiftet die Leber, sodass viele metabolische Prozesse besser ablaufen können. Reich an antioxidativen Stoffen und Vitamin C stärkt sie außerdem das Immunsystem.

Mit passenden Essgewohnheiten

Wie viele Mahlzeiten am Tag am gesündesten sind, ist stark umstritten. Manche empfehlen 3 große Mahlzeiten am Tag, Andere 7 kleine Snacks oder lediglich eine einzige, dementsprechend ausladend große Mahlzeit. Um einen trägen Stoffwechsel in Schwung zu versetzen sind allerdings mehrere Mahlzeiten, die in regelmäßigen Abständen über den Tag verteilt zu sich genommen werden, zu empfehlen. Dabei solltest du darauf achten, kleine Portionen zu essen und schwere

Mahlzeiten zu vermeiden. Du könntest beispielsweise ausgiebig frühstücken, ein leichtes Mittag- und Abendessen wählen und Vor- und Nachmittags je einen kleinen Snack (gut geeignet sind Nüsse und Obst) einbauen. Abgesehen davon wird es dir dein Stoffwechsel danken, wenn du die letzte Mahlzeit des Tages spätestens 2 Stunden vor dem Zubettgehen zu dir nimmst - so entsteht eine natürliche "Fastenzeit" über Nacht, in der der gesamte Organismus eine Pause vom ständigen Verdauen machen und sich auf die Regeneration konzentrieren kann. Bei der Auswahl der Nahrungsmittel solltest du auf einen hohen Ballaststoff- und Eiweißanteil achten. Vor allem lösliche Ballaststoffe, wie z.B. das Pektin im Apfel, sind geeignet, da sie größere Mengen an Wasser binden und dadurch aufquellen und die Darmtätigkeit fördern. Dennoch sollten auch Kohlenhydrate nicht vom Speiseplan verschwinden - denn sie liefern wichtige Energie. Wähle bei Getreideprodukten stets die vollwertige Variante, sprich Vollkornprodukte, denn diese sind besser verdaulich, enthalten gesunde Nährstoffe und machen länger satt. Genauso sollte Fett ein Bestandteil deiner Ernährung sein. Gesunde, pflanzliche Fette, wie sie in vielen Ölen, Samen, Nüssen oder z.B. in

Avocados vorkommen, sind wichtig für den Organismus. Hier kannst du ohne Angst vor einer Gewichtszunahme zugreifen, denn Fett ist nicht gleich Fett - und macht vor allem nicht zwangsläufig fett. Natürlich ist auch hier ein gesundes Maß der Schlüssel zum Erfolg. Nicht zu vernachlässigen ist außerdem die Nährstoffdichte in Bezug auf die Kalorien. Lebensmittel mit möglichst wenigen Kalorien bei möglichst hohem Nährstoffgehalt sind ideal. Daher eignen sich die meisten Gemüsesorten sehr gut. Deine tägliche Ernährung sollte sich aus ungefähr 40% Kohlenhydraten, 40% Eiweißen und 20% Fett zusammensetzen.

Kapitel 3: Rezepte

In diesem Kapitel findest du einige Rezeptideen für einfache, gesunde Gerichte, die deinen Stoffwechsel unterstützen. Die Mengenangaben beziehen sich jeweils auf eine Portion.

Green Smoothie "Wake Up"

Du brauchst:

- 100 g Blattspinat
- 100 g Kopfsalat
- 50 g Gurke
- 1 kleiner Apfel
- 3 EL Zitronensaft
- etwas Ingwer
- 350 ml Wasser
- 50 ml Kokosmilch

Zubereitung:

Wasche Spinat- und Salatblätter, schneide Gurke und Apfel in Stücke und verarbeite alles mit Wasser im Mixer zu einer glatten Flüssigkeit. Rühre anschließend die Kokosmilch und den Zitronensaft ein. Gib zum Schluss geriebenen Ingwer hinzu. Tipp: Wenn du bisher wenig mit Ingwer zu tun hattest, sei zu Beginn vorsichtig. Gib wenig hinzu und probiere, bevor du eventuell mehr nachfüllst - denn Ingwer ist überraschend geschmacksstark.

Green Smoothie "Tea Time"

Du brauchst:

- 100 g Kopfsalat
- 1 kleiner Apfel
- 1 kleine Birne
- 2 EL Zitronensaft
- 350 ml grüner Tee
- 50 ml Kokosmilch
- etwas frische Minze

Zubereitung:

Koche Wasser und brühe einen Grüntee deiner Wahl auf. Wasche den Salat und etwas Minze, schneide Apfel und Birne in Stücke und verarbeite alles mit dem fertigen Tee im Mixer zu einer glatten Flüssigkeit. Rühre anschließend den Zitronensaft und die Kokosmilch ein und garniere den frischen Smoothie mit einigen Minzblättern.

Fruchtiges Frühstücksglas

Du brauchst:

- 150 g Naturjoghurt (ungesüßt)

- 2 TL Zitronensaft
- 75 g Blaubeeren
- 75 g Erdbeeren
- 25 g Mandelblättchen
- 1 TL Honig

Zubereitung:

Vermenge den Naturjoghurt mit Honig und Zitronensaft. Erhitze eine beschichtete Pfanne ohne Fett und röste die Mandelblättchen darin, bis sie goldbraun werden. Wasche das Obst und schneide die Erdbeeren in Viertel. Fülle nun eine Schicht Joghurt in ein geeignetes Glas, gefolgt von einer Schicht Blau- und Erdbeeren. Wiederhole den Vorgang bis das Glas voll ist. Garniere dein fruchtiges Frühstück mit den gerösteten Mandelblättchen.

Kerniger Mango-Power-Quark

Du brauchst:

- 100 g Quark (ungesüßt)
- 1/2 Mango
- 30 g Mandeln
- 30 g Walnüsse
- 50 g Haferflocken

- 1 EL Sonnenblumenkerne
- 1 EL Leinsamen
- 1 TL Honig

Zubereitung:

Schäle die Mangohälfte und teile sie wiederum in zwei gleichgroße Hälften. Verarbeite eine Hälfte mit dem Pürierstab zu einem feinen Püree und schneide die andere Hälfte in kleine Würfel. Verrühre das Püree anschließend mit dem Quark. Hacke Mandeln und Walnüsse und hebe sie, sowie auch die Haferflocken, unter die Quarkmasse. Gib zum Schluss die Mangowürfel dazu und garniere den kernigen Mix mit Leinsamen, Sonnenblumenkernen und etwas Honig.

Kaffee-Chiapudding

Du brauchst:

- 100 ml Kaffee
- 50 ml Kokosmilch
- 25 g Chiasamen
- 1/2 TL Kakaopulver
- 2 TL Eiweißpulver (geschmacksneutral)
- etwas echte Vanille

- optional: 1 TL Honig

Zubereitung:

Brühe zunächst Kaffee auf und stelle ihn zum Abkühlen zur Seite. Verarbeite ihn anschließend mit Kokosmilch, etwas Vanille, optional etwas Honig, sowie Kakao- und Eiweißpulver im Mixer zu einer glatten Flüssigkeit. Fülle diese in ein geeignetes Gefäß und rühre die Chiasamen unter. Anschließend wandert das Ganze für etwa 30 Minuten in den Kühlschrank. In dieser Zeit verwandelt sich die Masse durch die Chiasamen von flüssig zu puddingartig-fest.

Rührei mit Pfiff

Du brauchst:

- 2 Eier
- ein Schuß Milch
- 1/2 rote Zwiebel
- 1/2 Chilischote
- 5 Cherrytomaten
- 50 g Babyspinat
- frische Basilikumblätter
- etwas Öl
- Salz und Pfeffer

Zubereitung:

Verquirle die Eier mit einem Schuss Milch, sowie etwas Salz und Pfeffer. Hacke die Zwiebel klein und wasche die Spinatblätter. Erhitze eine Pfanne mit etwas Öl und brate die Zwiebeln bei hoher Temperatur kurz an. Wasche Blattspinat, Chilischote und Tomaten. Halbiere die Tomaten, schneide die Chili in feine Ringe und gib beides gemeinsam mit dem Spinat in die Pfanne, um es für einige Minuten bei mittlerer Hitze zu garen. Fülle anschließend die Ei-Masse dazu, vermenge sie mit dem Gemüse und brate alles unter Rühren an, bis eine feste Konsistenz und eine goldgelbe Farbe entstehen. Schmecke mit Salz und Pfeffer ab und garniere das Gericht mit einigen frischen Basilikumblättern.

Brokkoli-Cashew-Suppe

Du brauchst:

- 250 g Brokkoli
- 1/2 rote Zwiebel
- 1/2 Knoblauchzehe

- 150 ml Wasser
- 25 g Cashewkerne
- 1 EL Creme Fraiche
- etwas Milch
- 1/4 TL Gemüsebrühenpulver
- Muskat
- Salz und Pfeffer

Zubereitung:

Erhitze einen Topf mit gesalzenem Wasser. Wasche den Brokkoli, zerteile ihn in Röschen und koche ihn, bis er weich ist. Gib das Gemüsebrühenpulver hinzu, lasse alles noch 2-3 Minuten weiterköcheln und nimm den Topf dann vorerst vom Herd. Nimm nun die Hälfte der Cashewkerne zur Hand und röste sie in einer Pfanne ohne Fett bei hoher Temperatur, bis sie sich goldbraun färben. Hacke Zwiebel und Knoblauch und gib beides, sowie auch die Cashewkerne, zum Brokkoli in den Topf. Verwende nun einen Pürierstab, um den Topfinhalt zu einer feinen, leicht dickflüssigen Konsistenz zu verarbeiten. Erhitze den Topf erneut, lasse die Suppe unter gelegentlichem Rühren aufkochen und rühre dann Creme Fraiche ein. Gib je nach Konsistenz einen kleinen oder größeren Schluck Milch hinzu. Schmecke mit Muskat, Salz und Pfeffer ab,

und garniere die Suppe zum Schluss mit den
gerösteten Cashewkernen.

Rucola-Apfel-Salat

Du brauchst:

Für den Salat

- 75 g Rucola
- 1 kleiner Apfel
- 30 g Walnüsse

Für das Dressing

- 1 EL Apfelessig
- 2 EL Leinöl
- 1 EL Wasser
- 1/2 TL Honig
- Salz und Pfeffer

Zubereitung:

Wasche die Rucolablätter und gib sie in eine
geeignete Schüssel. Entkerne den Apfel,
schneide ihn in kleine Würfel und gib diese

hinzu. Hacke die Walnüsse klein und röste sie einige Minuten in einer beschichteten Pfanne bei hoher Temperatur. Verrühre für das Dressing Apfelessig, Leinöl, Wasser und Honig und schmecke mit Salz und Pfeffer ab. Garniere den Salat zum Schluss mit den gerösteten Walnüssen.

Bunter Salat mit Joghurtdressing

Du brauchst:

Für den Salat

- 75 g Kopfsalat
- 5 Cherrytomaten
- 1/2 Paprika
- 1/4 Gurke
- 1 Karotte
- 1/4 Zucchini
- 1 TL Kürbiskerne
- 1 TL Sonnenblumenkerne

Für das Dressing

- 1 EL Essig
- 1 EL Leinöl
- 50 g Joghurt

- 1/2 TL Senf
- 2 EL Wasser
- 1 EL frischer Schnittlauch
- Salz und Pfeffer

Zubereitung:

Wasche Salat und Gemüse. Halbiere die Cherrytomaten, schneide Paprika und Gurke in kleine Würfel und rasple Karotte und Zucchini fein. Vermenge alles in einer Schale. Erhitze nun eine Pfanne ohne Fett und röste Sonnenblumen- und Kürbiskerne kurz bei hoher Temperatur. Verrühre für das Dressing Essig, Öl, Joghurt, Senf und Wasser. Rühre frischen, gehackten Schnittlauch unter und schmecke mit Salz und Pfeffer ab.

Babyspinat-Salat mit Balsamico-Zitronen-Dressing

Du brauchst:

Für den Salat

- 150 g Babyspinat
- 5 Cherrytomaten
- 4-5 große Champignons
- 2 EL Pinienkerne

- etwas Öl

Für das Dressing

- 2 EL Balsamico-Essig
- 1 EL Walnussöl
- 1 EL Zitronensaft
- 1 TL geriebene Zitronenschale
- 1 TL Honig
- 1 EL Wasser
- Salz und Pfeffer

Zubereitung:

Wasche Salat und Gemüse. Halbiere die Cherrytomaten und schneide die Champignons in dünne Streifen. Erhitze eine Pfanne ohne Fett und röste die Pinienkerne darin. Nimm die Kerne anschließend aus der Pfanne und gib etwas Öl und die Champignonscheiben hinein. Während die Champignons braten, kannst du bereits das Dressing zubereiten. Verrühre dafür Balsamico, Öl, Wasser, Zitronensaft und Honig und würze zunächst mit Pfeffer und Salz. Rasple dann etwas von der Schale einer unbehandelten Zitrone ab und gib dies ebenfalls hinzu. Vermenge zum Schluss Salat und Gemüse und garniere das Gericht mit den Pinienkernen.

Frische Spargelpfanne mit Sesam

Du brauchst:

- 100 g Spargel
- 50 g Brokkoli
- 1 Karotte
- 1/2 rote Zwiebel
- 1/2 Knoblauchzehe
- 1 EL Creme Fraiche
- 1 Schuss Milch
- 1 TL Zitronensaft
- 1 EL Sesam
- etwas Öl
- etwas Butter
- Salz und Pfeffer

Zubereitung:

Erhitze Wasser und etwas Butter in einem Topf. Schäle den Spargel und gebe ihn dazu, sobald das Wasser kocht. Hacke Zwiebel und Knoblauch klein und brate beides mit etwas Öl, Salz und Pfeffer in einer Pfanne bei hoher Temperatur kurz an. Schäle und rasple die Karotte, wasche den Brokkoli und zerteile ihn in mundgerechte Röschen. Gib beides in die Pfanne und lasse es bei mittlerer Temperatur garen. Nimm den Spargel vom Herd , gieße das Wasser ab, schneide jede Stange in 4-5 Stücke und gib ihn zum restlichen Gemüse in die Pfanne. Streue Sesam darüber und brate alles einige Minuten an. Verrühre zum Schluss Milch, Creme Fraiche, Salz und Pfeffer miteinander und verteile die Masse über dem Gemüse.

Blumenkohl-Kartoffel Auflauf

Du brauchst:

- 100 g Blumenkohl
- 100 g Kartoffeln
- 1/2 rote Zwiebel
- 1/2 Knoblauchzehe
- 50 g Parmesan
- 30 g Mandeln
- 2 EL Sahne
- 2 EL Creme Fraiche
- 1 Schuss Milch
- etwas Butter
- Oregano
- Salz und Pfeffer

Zubereitung:

Heize den Ofen auf 180 °C Ober-/ Unterhitze vor. Erhitze einen Topf mit Wasser und koche die Kartoffeln darin. Wasche den Blumenkohl, zerteile ihn in Röschen und koche ihn ebenfalls einige Minuten in einem kleinen Topf. Hacke Zwiebel und Knoblauch klein. Verquirle Creme Fraiche und Sahne mit einem Schuss Milch und würze die Masse großzügig mit Oregano, Salz und Pfeffer, bevor du die Zwiebel- und Knoblauchstücke hinzugibst. Nach 15-20 Minuten im Topf kannst du die Kartoffeln kalt abspülen, schälen und in feine Scheiben schneiden. Gib anschließend das Gemüse in eine leicht mit Butter gefettete Auflaufform und gieße die Sahnemischung darüber. Anschließend wandert der Auflauf in den Ofen. Streue nach etwa 10 Minuten Parmesan und Mandeln darüber und lasse das Gericht weitere 15-20 Minuten backen.

Herzhafter Eiersalat

Du brauchst:

- 2 gekochte Eier
- 75 g Brokkoli
- 3 getrocknete Tomaten

- 1/2 Avocado
- 1 TL Zitronensaft
- 1 EL Creme Fraiche
- 1/2 TL Senf
- 1/2 TL Gemüsebrühenpulver
- Knoblauchpulver
- Zwiebelpulver
- Salz und Pfeffer

Zubereitung:

Schäle die Eier und schneide sie in mundgerechte Stücke. Schneide die getrockneten Tomaten in kleine Würfel. Wasche den Brokkoli, zerteile ihn in kleine Röschen und lasse ihn für 10-15 Minuten in einem Topf mit gesalzenem Wasser kochen. Schäle die Avocado, entferne den Kern und zerdrücke eine Hälfte mit einer Gabel, bis eine feine, cremige Konsistenz entsteht. Rühre Creme Fraiche, Zitronensaft und Senf unter und würze mit Salz, Pfeffer, Knoblauch-, Zwiebel- und Gemüsebrühenpulver. Gieße den Brokkoli ab und lasse ihn gründlich abtropfen. Vermenge zum Schluss Eier, Brokkoli und Tomatenwürfel mit der Creme und würze bei Bedarf nach.

Gefüllte Paprika mit Couscous

Du brauchst:

- 1 große (/ 2 kleine) Paprika
- 50 g Couscous
- 50 g Babyspinat
- 50 g geriebener Mozzarella
- etwas frische Petersilie
- etwas Öl
- Gemüsebrühenpulver
- Salz und Pfeffer

Zubereitung:

Heize den Ofen auf 180°C Ober-/ Unterhitze vor. Erhitze einen Topf mit Gemüsebrühe und etwas Öl. Sobald das Wasser kocht, kannst du den Topf vom Herd nehmen und den Couscous hinzugeben. Lasse ihn für 15-20 Minuten quellen. Wasche währenddessen die Paprika, schneide den Deckel ab und entferne Strunk und Kerne im Inneren vorsichtig mit einem Messer. Wasche die Babyspinatblätter und schneide sie grob klein. Lasse anschließend den Couscous abtropfen und vermenge es mit dem Babyspinat und dem geriebenen Mozzarella.

Mische etwas frische Petersilie unter und würze großzügig mit Gemüsebrühenpulver, Salz und Pfeffer. Fülle zum Schluss die Couscous-Mischung in die Paprika und schiebe das Gericht für 20-25 Minuten in den Ofen. Es ist fertig, wenn die Paprika weich wird und du eine leicht bräunliche Verfärbung an der Schale erkennen kannst.

Süßkartoffelpommes mit Chili-Avocado-Dip

Du brauchst:

- 1 große Süßkartoffel
- 1/2 Avocado
- 1/4 Chilischote
- 2-3 EL Olivenöl
- Paprikapulver
- Zwiebelpulver
- Knoblauchpulver
- Oregano
- etwas Zitronensaft
- Salz und Pfeffer

Zubereitung:

Heize den Ofen auf 200 °C Ober-/ Unterhitze vor. Schäle die Süßkartoffel und schneide sie maximal fingerdick in Pommesform. Verrühre Olivenöl mit Paprika-, Zwiebel- und Knoblauchpulver, sowie Oregano, Salz und Pfeffer und bestreiche die Pommesstreifen damit, bevor du sie einzeln auf einem mit Backpapier ausgelegten Backblech verteilst und für etwa 20 Minuten in den Ofen schiebst. Während die Pommes backen, kannst du bereits den Dip zubereiten. Schäle und entkerne die Avocado und zerdrücke sie mit einer Gabel, bis eine cremige Konsistenz entsteht. Gib einen Spritzer Zitronensaft hinzu und würze sparsam mit Salz und Pfeffer. Schneide die Chilischote in hauchfeine Ringe und viertle diese wiederum, sodass kleine, feine Chilifäden bleiben. Mische sie zum Schluss unter den Dip. Die Süßkartoffelpommes sind fertig, wenn sie innen weich sind und beginnen, sich außen bräunlich zu verfärben.

Kapitel 4: Do & Don't

In den bisherigen Kapiteln hast du einiges über den Stoffwechsel und darüber, wie du ihn anregen kannst, gelernt. Hier findest du abschließend einige Hinweise und Tipps.

Vermeide...

- ...Stress & Schlafmangel. Sowohl psychischer, als auch körperlicher Stress wirken sich ab einem gewissen Maß gravierend negativ auf den Stoffwechsel und auf das allgemeine Wohlbefinden aus. Für zu wenig Schlaf gilt langfristig das Selbe. Achte also darauf, deinem Körper und Geist trotz aller Aktivität genügend Ruhe- und Erholungspausen zu gönnen.
- ...den Hunger-Modus. Der "Hunger-Modus" ist ein Zustand, in den dein Körper sich selbst versetzt, wenn ein Mangel an Nährstoffen und Energie besteht. Um Energie zu sparen schält der Organismus quasi auf "Standby" und der Stoffwechsel wird verlangsamt - ganz abgesehen davon, dass

zusätzlich Konzentration und Wohlbefinden stark leiden. Ist der Körper im "Hunger-Modus" und bekommt dann Nahrung zugeführt, versucht er einen Teil davon direkt in Fettreserven anzulegen, um für erneute Hungerzustände vorzusorgen. Daher ist es wichtig, dass du darauf achtest, deinen täglichen Grundumsatz zu decken.

Versuche...

- ...auf deinen Körper zu hören. Das Stichwort ist hier Achtsamkeit. Dein Körper sagt dir Vieles - zum Beispiel wann er müde ist, wann er Durst hat, wann er Hunger hat und wann er satt ist. Die meisten Menschen haben lediglich verlernt, ihrem Körper zuzuhören und seine Bedürfnisse ernst zu nehmen. Gewöhne dir an, wieder verstärkt wahrzunehmen, was dein Körper braucht und ihm das auch zu geben. Versuche beispielsweise nicht zwanghaft, Hunger auszuhalten, weil die nächste Mahlzeit eigentlich erst in zwei Stunden geplant war, sondern esse einen gesunden Snack. Versuche andersherum aber auch nicht, zwei Portionen von Oma's Schokotorte zu essen, weil sie "halt so lecker ist", wenn du nach dem ersten Stück bereits ein Sättigungsgefühl verspürt hast. Kurz gesagt: Iss, wenn du Hunger hast und höre auf zu essen, sobald du satt bist. Bedenke dabei, dass "satt sein" bedeutet, keinen Hunger mehr zu haben, nicht, "voll" zu sein. Das typische "Völlegefühl" nach großen Mahlzeiten entsteht nicht aus der Sättigung, sondern aus der Übersättigung heraus.

- ...kleine Erfolge anzuerkennen. Denn "den Stoffwechsel beschleunigen" ist ein großes Vorhaben und je nach Vorgeschichte und individuellen Gegebenheiten kann es ein längerer Prozess sein. Damit die Motivation nicht nachlässt, ist es wichtig, dass du die vielen kleinen Schritte nicht übersiehst, die zusammen zu einer großen Verbesserung führen. Du könntest ein kleines Notizbuch anlegen, in dem du festhältst, welche positiven Veränderungen dir auffallen. Fühlst du dich morgens fitter? Kannst du abends besser einschlafen? Hat sich dein Hautbild verändert? Fällt es dir schon etwas leichter, mehr sportliche Aktivität einzubauen? Schaffst du es, ausreichend zu trinken? Und hat sich dadurch vielleicht deine Konzentration oder deine Laune verbessert? Was immer dir positiv auffällt, ist es wert, aufgeschrieben zu werden. Erlaube dir außerdem, dich über diese kleinen Verbesserungen zu freuen und stolz auf dich zu sein.

- ...dir Zeit zu lassen und dich nicht unter Druck zu setzen. Die Aussichten auf eine langfristige Verbesserung sind oft besser, wenn man nicht alles auf einmal ändert, sondern eine Veränderung nach der anderen vornimmt. Du könntest beispielsweise zunächst daran arbeiten, mehr Bewegung in deinen Alltag zu integrieren. Sobald du dich etwas daran gewöhnt hast und es dir weniger schwer fällt, kannst du dich mit dem nächsten Vorsatz, z.B. einem geregelten Schlafrhythmus, auseinandersetzen. So kannst du einer Überforderung vorbeugen und deine fokussierten Ziele in deinem Tempo erreichen.

Schlusswort

Hoffentlich konnte dir dieses Buch dabei helfen, den menschlichen Stoffwechsel besser zu verstehen und dich motivieren, selbst etwas für deinen Stoffwechsel zu tun. Ich wünsche dir viel Erfolg auf deinem Weg in Richtung eines flotten, problemlos funktionierenden Stoffwechsel und Freude beim Ausprobieren der Rezepte.

Quellen

https://www.gesundheit.de/ernaehrung/krankheit-und-ernaehrung/ernaehrung-bei-verdauungsproblemen/stoffwechsel-anregen

http://www.fitforfun.de/abnehmen/gesund-essen/stoffwechsel-anregen-die-besten-fettkiller_aid_10807.html

http://www.meinstoffwechsel.com/

http://www.fem.com/gesundheit/artikel/stoffwechsel-anregen-der-turbo-zum-abnehmen

http://www.dr-barbara-hendel.de/bewusstes-leben/ernaehrung/ernaehrungsformen/ernaehrung-nach-dem-stoffwechseltyp/

http://eatsmarter.de/thema/stoffwechsel

https://www.gesundheit.de/ernaehrung/krankheit-und-ernaehrung/ernaehrung-bei-verdauungsproblemen/stoffwechsel-anregen

https://www.zentrum-der-gesundheit.de/stoffwechsel-anregen-ia.html

https://www.stoffwechselkur-diät.de/

http://www.fuersie.de/gesundheit/abnehmen/
artikel/den-stoffwechsel-anregen-und-zum-
abnehmen-ankurbeln

http://diaet-ratgeber24.de/stoffwechsel

https://www.eatmovefeel.de/

http://www.einfach-fett-verbrennen.de/

http://www.chefkoch.de

Impressum

Text: Copyright © 2018 by Libros Trading Ltd

Business Center

Dubai World Center

P.O. Box 390667

Alle Rechte vorbehalten.

Nachdruck oder Kopieren, auch auszugsweise, ist ohne Erlaubnis des Autors nicht gestattet.

Cover-Foto: © anastazili/ www.depositphotos.com

Wichtiger Hinweis:

Die in diesem Buch enthaltenen Informationen dienen ausschließlich informativen Zwecken und dürfen unter keinen Umständen als Ersatz für eine professionelle Beratung oder Behandlung durch ausgebildete und anerkannte Ärzte angesehen werden. Diese beinhalten keinerlei Empfehlungen bezüglich bestimmter Diagnose- oder Therapieverfahren. Die Inhalte dürfen niemals als eine Aufforderung zur Selbstbehandlung oder als Grundlage für Selbstdiagnosen und -medikation verstanden werden. Die Informationen spiegeln lediglich die Meinung des Autors wieder. Der Autor übernimmt für die Art oder Richtigkeit der Inhalte keine Garantie, weder ausdrücklich noch impliziert.

Sollten Inhalte des Buches gegen geltendes Recht verstoßen, dann bittet der Autor um umgehende Benachrichtigung. Die betreffenden Inhalte werden dann umgehend entfernt oder geändert.

Haftung für Links

Das Buch enthält Links zu externen Webseiten Dritter, auf deren Inhalte wir keinen Einfluss haben. Deshalb können wir für diese fremden Inhalte keine Gewähr übernehmen. Für die Inhalte der verlinkten Seiten ist stets der jeweilige Anbieter oder Betreiber der Seiten verantwortlich. Die verlinkten Seiten wurden zum Zeitpunkt der Verlinkung auf mögliche Rechtsverstöße überprüft. Rechtswidrige Inhalte waren zum Zeitpunkt der Verlinkung nicht erkennbar. Eine permanente inhaltliche Kontrolle der verlinkten Seiten ist jedoch ohne konkrete Anhaltspunkte einer Rechtsverletzung nicht zumutbar. Bei Bekanntwerden von Rechtsverletzungen werden wir derartige Links umgehend entfernen.